Schirner Verlag

REINHARD STENGEL

Die SCHWANGERSCHAFT aufarbeiten

Auflösung der frühesten Prägungen

Schirner Verlag

Die Ratschläge in diesem Buch sind sorgfältig erwogen und geprüft. Sie bieten jedoch keinen Ersatz für kompetenten medizinischen Rat, sondern dienen der Begleitung und der Anregung der Selbstheilungskräfte. Alle Angaben in diesem Buch erfolgen daher ohne Gewährleistung oder Garantie seitens des Autors oder des Verlages. Eine Haftung des Autors bzw. des Verlages und seiner Beauftragten für Personen-, Sach- und Vermögensschäden ist daher ausgeschlossen.

ISBN Printausgabe 978-3-8434-5091-1
ISBN E-Book 978-3-8434-6152-8

Reinhard Stengel:
Seelenschamanische Energiearbeit
Die Schwangerschaft aufarbeiten
Auflösung der frühesten Prägungen

Umschlag: Murat Karaçay, Schirner,
unter Verwendung von
#8742024 (Sunnydays) und #30470424
(Zffoto), www.fotolia.com
Satz & Redaktion: Bastian Rittinghaus, Schirner
Lektorat: Dirk Grosser
Printed by: Ren Medien GmbH, Germany

www.schirner.com

2. Auflage Februar 2015

Inhalt

Vorwort

Kaum etwas prägt uns im Leben so stark wie die Erfahrungen unserer frühen Kindheit. Die ersten sieben Lebensjahre formen unseren Charakter und unser Verhältnis zur Welt: Wie ist das Verhältnis zu unseren erwachsenen Bezugspersonen beschaffen? Fühlen wir uns willkommen? Fühlen wir uns geliebt? Wird uns der Eindruck vermittelt, dass die Erde ein freundlicher und uns wohlgesonnener Ort ist, an dem wir uns sicher und geborgen fühlen können?

Unsere Seele ist in dieser Zeit unserer Kindheit extrem offen und empfänglich. Wir nehmen alle Eindrücke und auch alle Emotionen auf wie ein Schwamm.

All dies ist den meisten Menschen wahrscheinlich klar – und auch in modernen Psychotherapien wird das Augenmerk auf Verletzungen aus dieser prägenden Zeit gelegt.

In der seelenschamanischen Arbeit hat sich aber herausgestellt, dass nicht nur die ersten sieben Jahre ab unserer Geburt wichtig sind, sondern dass die Prägung schon viel früher beginnt. Den Moment, in dem sich Eizelle und Samenzelle mit der Seele verbinden, bezeichnen wir im Seelenschamanismus als die eigentliche Geburt. Alles, was in diesem Moment in den Eltern vorgeht, hat Einfluss auf das Leben des

Neuankömmlings auf der Welt – sowohl im Positiven als auch im Negativen. Ebenso sind die Eindrücke in den neun Schwangerschaftsmonaten entscheidend für unser weiteres Leben.

Negative Emotionen, die im Moment unserer Zeugung und in den neun Schwangerschaftsmonaten in unser System gegeben werden, können uns unser ganzes Leben lang begleiten und uns teilweise daran hindern, freudvoll unser Potenzial auszuleben. Dieses Buch beschäftigt sich daher mit einer Aufarbeitung dieser Ereignisse und vor allem mit einer energetischen Neuausrichtung, die es uns ermöglicht, Begrenzungen hinter uns zu lassen und unseren Weg in Freiheit zu gehen. Wir werden uns mit der Urzelle befassen, unserem Eintritt ins Leben, wir werden uns die leiblichen, die energetischen und die kosmischen Eltern ansehen, wir werden alte Verletzungen betrachten und heilen. Dies alles dient als Vorbereitung auf die eigentliche Aufarbeitung der neun Schwangerschaftsmonate, der wir uns anschließend widmen. Hier werden wir die Erfahrungen der einzelnen Monate, die wir im Bauch unserer Mutter verbracht haben, nachempfinden und ihnen neu begegnen, um sie letztlich zu transformieren.

Ich wünsche allen Leserinnen und Lesern, dass diese Arbeit sie innig mit ihrer Seele verbinden möge, sodass sie sich auf einen Pfad begeben können, der ihrem tiefsten Sein entspricht.

Reinhard Stengel
Frühjahr 2014

Die Urzelle und der Seelenplan

Schon lange vor unserer Geburt, vor unserer Inkarnation, entsteht unser Seelenplan. Es ist nicht etwa so, dass wir zufällig in diese Welt geworfen werden und dann zusehen müssen, wie wir mit den Gegebenheiten zurechtkommen. Es ist auch nicht so, dass wir unsere Eltern und unsere Familie von einer höheren Macht zugeteilt bekommen und dann Wege finden müssen, mit diesen Menschen auszukommen.

Auch wenn es schwer zu akzeptieren sein mag: Alle grundsätzlichen Bedingungen unseres Lebens sind nicht zufällig, sondern entspringen unseren eigenen Entscheidungen. Wir wählen vor unserer Inkarnation, was wir erfahren möchten, welchen Weg unsere Seele in dieser Welt nehmen soll und von wem sie dabei begleitet werden möchte. Wir sind keine Produkte eines genetischen Zufallsgenerators, sondern Seelen, die eine menschliche Erfahrung machen möchten, um zu lernen. Und zu diesem Lernprogramm gehört alles, was eine menschliche Existenz ausmacht: Liebe, Mitgefühl, der Umgang mit Schmerz und Verlust, Zärtlichkeit, die Erfahrung, selbst Elternteil zu werden oder eben nicht, beruflicher Erfolg oder Misserfolg, Glücksmomente, Trauer, Sorge, ein ganz eigener Zugang zum Göttlichen, ein spiritueller Pfad, die Freude an Musik und Kunst, das eigene kreative Potenzial und vieles mehr.

All diese Erfahrungen dienen dazu, etwas zu lernen. Und dieses Lernen muss man ganz wertfrei betrachten – hier gibt es weder Gut noch Schlecht, hier geht es einzig und allein um ein Erleben, das unsere Seele reifer macht. Die Erfahrungen, die wir für diese Inkarnation wählen, hängen meist von den Erfahrungen früherer Inkarnationen ab: Was braucht die Seele noch? Was muss sie noch lernen? Welche Lektion hat sie noch nicht verstanden?

Dementsprechend wählen wir die Bedingungen unserer Geburt. Wir wählen das Land, die Eltern, die wirtschaftlichen Verhältnisse und so weiter. Natürlich ist uns das, wenn wir erst einmal geboren sind, nicht mehr bewusst, und wir wundern uns, was das alles soll. Wir können dann oft gar nicht glauben, dass wir uns solch ein Leben ausgesucht hätten.

Doch der Seelenplan ist eine Verabredung: mit unseren Eltern, mit unseren Geschwistern, mit unseren Freunden. Wir verabreden uns dazu, in dieser Inkarnation miteinander zu lernen.

Der Seelenplan funktioniert jedoch häufig nicht völlig reibungslos. So, wie wir uns nicht mehr daran erinnern, was wir hier auf Erden alles lernen und von wem wir uns dabei begleitet wissen wollten, so erinnern sich auch die anderen Teilnehmer unserer »kosmischen Lerngruppe« normalerweise nicht. Wir werden im weiteren Verlauf dieses Buches noch sehen, welche Auswirkungen das haben kann.

Eine der wichtigsten Verabredungen, die wir treffen, ist die mit unseren Eltern. Kaum jemand hat einen so großen Einfluss auf unsere Entwicklung wie diese beiden Menschen. Und was man vielleicht nicht für möglich hält: Ihre Gedanken und ihre Gefühle während der Zeugung sind ebenfalls ein wichtiger und prägender Einfluss.

Dieser Einfluss wirkt auf die Urzelle, die sich aus mehreren Komponenten zusammensetzt. Zum einen ist es die Eizelle unserer Mutter, zum anderen die Samenzelle unseres Vaters, die sich im Moment der Zeugung vereinen. In diesem Moment tritt auch unser Seelenstrahl hinein, d. h., unsere Seele kommt aus den kosmischen Sphären in das Irdische. Wir inkarnieren, werden Fleisch (*carne* bedeutet auf Lateinisch Fleisch, *incarnari* »zu Fleisch werden«).

Alles, was an Emotionen und Gedanken in diesem Moment in unseren Eltern gegenwärtig ist, bildet sich in unserer Urzelle, also in uns, ab.

Ich werde dies nun an ein paar Beispielen verdeutlichen.

Stelle dir nur einmal vor, dass dein Vater während deiner Zeugung nicht innig mit deiner Mutter verbunden ist, sondern an eine Ex-Freundin denkt. In diesem Fall ist dein Seelenstrahl verwirrt, und deine biologische Mutter ist in diesem Fall nicht deine energetische Mutter. In deinem weiteren Leben wird sich das meist so zeigen, dass deine eigene Verbindung zu deiner Mutter stets leicht gestört ist. Irgendetwas ist dort spürbar, irgendetwas stimmt nicht ganz. Du wirst diese leichte Irritation immer bemerken, aber du wirst in der Regel nicht wissen, woher sie stammt.

Das Gleiche gilt natürlich auch im umgekehrten Fall, wenn deine Mutter z. B. eigentlich mit jemand ganz anderem ein Kind wollte.

Viel dramatischer ist es, wenn eine Vergewaltigung vorliegt. Gewalt und Angst bestimmen dann den Moment deiner Zeugung, den Augenblick, in dem du ins Leben getreten bist. Es ist schwer, sich auf der Welt willkommen zu fühlen, wenn der Zeugungsakt in dieser Weise stattfand.

Man könnte hier noch viele weitere Beispiele anführen, aber du hast sicher schon erfasst, worum es geht: Im Moment der Zeugung ist es prägend für die Urzelle (die Verbindung aus Eizelle, Samenzelle und deinem Seelenstrahl), was deine Eltern empfinden und denken. Zu dieser Prägung kommen dann die Erfahrungen deiner Mutter hinzu, die sie während der neun Schwangerschaftsmonate macht. Alles, was sich im Umfeld der Mutter ab dem Zeitpunkt der Zeugung ereignet, bildet sich in der Urzelle ab.

Die Verbindung von Mutter und Kind ist enorm stark. Wir können das beobachten, wenn die Hebamme oder der Arzt das Kind nach der Geburt von der Mutter entfernt, um es zu wiegen oder eine erste Untersuchung vorzunehmen. Wird das Kind aus dem Aurabereich der Mutter entfernt (also mehr als 1,5 Meter von ihr), ist das wie ein Schock für das Kind. Es verspürt eine elementare Todesangst, weil es ohne die Mutter nicht sein kann. Neun Monate hat die Urzelle sich im Energiefeld der Mutter aufgehalten und sich dort entwickelt – dann plötzlich wird sie aus diesem Energiefeld hinausgebracht.

Auch gewisse Gedanken der Eltern können bei der Urzelle Emotionen auslösen. Wenn beispielsweise über eine Abtreibung nachgedacht wird oder sich die Eltern die ganze Zeit der Schwangerschaft ängstigen, weil die finanziellen Mittel für eine Familie mit Kind nicht ausreichen, oder wenn die Eltern meinen, ihr Leben, ihre Freiheit sei nun vorbei, da ein unerwünschter Störenfried »im Anflug« ist … Wie soll sich eine Seele hier auf Erden willkommen fühlen, wenn ihr derartige Gedanken und Gefühle entgegengebracht werden, die im energetischen Feld der innigen Verbindung von Mutter und Kind nahezu unmittelbar für die Urzelle spürbar sind?

Der ursprüngliche Seelenplan sah vielleicht vor, dass die drei Seelen von Mutter, Vater und Kind harmonisch miteinander leben und einander helfen zu wachsen. Gewisse Lebensumstände der Eltern haben dann negative Gedanken und Gefühle hervorgebracht, als der Seelenstrahl Einzug in die Urzelle hielt. Natürlich ist das verwirrend für die neu auf die Erde kommende Seele. Sie erwartet, willkommen geheißen zu werden, erntet aber nur Angst, Ablehnung und Frustration. Vielleicht fühlt sich diese Seele auch betrogen, da diejenigen Seelen, mit denen sie sich hier verabredet hatte, ihren Anteil der Verabredung nicht erfüllt haben.

Solche Situationen können wiederum Emotionen bei der neu angekommenen Seele erzeugen, die diese unter Umständen ein ganzes Leben lang mit sich herumschleppt. Es gibt viele Menschen, die sich nie zu Hause fühlen, die sich stets, scheinbar ohne Grund, abgelehnt fühlen oder niemandem Vertrauen schenken können. Der eigentliche Seelenplan kann so oft nicht erfüllt werden, da die grundsätzlichen Voraussetzungen ganz einfach fehlen.

Aus diesem Grund ist die energetische Neuausrichtung, mit der wir uns hier befassen, überaus wichtig. Wenn wir die negativen Emotionen auflösen, die durch die mangelnde Harmonie entstanden und in uns gespeichert sind, entfaltet sich der ursprüngliche Seelenplan wieder. Es wird möglich, dem ursprünglichen Weg des inneren Wachstums zu folgen. Dazu können wir eine starke, heilsame Energie in die Urzelle bringen. Das werden wir uns sowohl theoretisch als auch praktisch im nächsten Kapitel ansehen.

Heilung für die Urzelle

In unserer Urzelle ist alles gespeichert: die positiven und die negativen Gedanken und Emotionen unserer Eltern während der Zeugung und der Schwangerschaft, unser ursprünglicher Seelenplan und ebenso etwaige Enttäuschungen über die Nichterfüllung dieser Verabredung seitens unserer Eltern.

Unsere Seele denkt vor der Inkarnation, dass alles so laufen wird wie geplant. Doch eines ihrer großen Lernfelder ist die Tatsache, dass auf dieser Welt selten alles so funktioniert, wie wir uns das gedacht haben. Schließlich sind alle Seelen, die hier inkarniert sind, umgeben von vielen anderen Seelen, die alle ihre eigenen Pläne haben, von morphogenetischen Feldern und kollektiven Bewusstseinsstrukturen, die alle einen Einfluss auf uns haben, und von Umweltfaktoren sowie gesellschaftlichen Entwicklungen, die ebenfalls unsere Pläne durcheinanderwirbeln können. Gerade Letztere sind nahezu unkalkulierbar, da sich die Dinge in unserer menschlichen Zeitlinie unglaublich schnell verändern, während die geistige Welt zeitlos ist. Mit anderen Worten: Während die Seele nicht inkarniert ist, vergehen hier vielleicht 100 Jahre mit den entsprechenden gesellschaftlichen und technischen Entwicklungen, während diese Zeit der Seele wie ein Wimpernschlag vorkommt. Und was kann sich alles in solch einem Zeitraum ändern … Allein die Beeinflussung, die heutzutage von den Massenmedien ausgeht, von Presse, Fernsehen und Internet, war für Menschen vor einigen Jahrzehnten noch gar nicht vorstellbar. Wer heute inkarniert ist, kann zunehmend unter einen immensen gesellschaftlichen Druck geraten: Er muss das neueste Auto fahren, das neueste Smartphone sein Eigen nennen, muss über jeden B- und C-Promi Bescheid wissen, muss konsumieren, konsumieren, konsumieren …

Dazu kommt jeden Tag eine Unmenge von Informationen, von denen die eine Hälfte unwahr und die andere unnütz ist. Nimmt man all dies zusammen, kann man sich vorstellen, dass so manche Seele ihren ursprünglichen Seelenplan vergisst.

Vielleicht ist der Schmerz, der aus diesem Vergessen erwächst, manchmal auch nötig, weil wir an ihm reifen können und dadurch erst auf den Weg unserer Seele zurückfinden.

Was wir verstehen dürfen, ist: Auch eventuell negative Einflüsse können sich letztlich als positiv herausstellen und zu unserem Wachstum beitragen. Manchmal treffen wir sogar solche »negativen« Verabredungen, um ein gewisses Maß an Leid zu erfahren und dieses als »Treibstoff« für das seelische Wachstum zu verwenden. In diesem Fall werden wir aber auch leicht Frieden mit unserem Leid schließen können, denn wir spüren auf einer energetischen Ebene, dass wir dennoch auf dem Weg sind, der unserem Seelenplan folgt.

Wenn aber unser Leben gänzlich stockt, wir irgendwo festsitzen und das Gefühl haben, nicht vor- und nicht zurückzukönnen, ist das ein sicheres Anzeichen dafür, dass unser Seelenplan ins Hintertreffen geraten ist. Dann sollten wir dafür sorgen, dass wir alles wieder in Harmonie bringen und unseren Weg dann weitergehen können.

Diese Harmonie können wir erzeugen, indem wir die grundlegenden Energien der Urzelle energetisch neu ausrichten. Hierbei beschäftigen wir uns mit jedem Bestandteil dieser Urzelle, richten ihn neu aus, entwickeln ein neues Gefühl für dessen Energie und gehen gestärkt und ein Stück freier aus dieser Erfahrung hervor.

Beginnen wir mit der mütterlichen Seite und gehen in Verbindung mit der Eizelle!

Übung 1: Die Eizelle energetisch neu ausrichten

Nimm dir ein wenig Zeit, setze oder lege dich bequem auf den Boden, spüre die Erde unter dir ruhen, und schließe deine Augen. Werde dir deines Atems bewusst, achte darauf, wie der Atem kommt und geht, wie es dich atmet, ein und aus, ein und aus. Bleibe einige Momente bei deinem Atem.

Gehe dann mit deiner Aufmerksamkeit durch deinen ganzen Körper, angefangen bei deinen Füßen, durch die Beine, den Bauch, deinen Rücken und deine Wirbelsäule entlang, deine Schultern und Arme, deinen Nacken, deinen Kopf und dein Gesicht. Atme dabei ruhig und in deinem natürlichen Rhythmus. Lasse dich von deinem Atem tragen.

Mache dir bewusst, dass dieser ganze Körper aus einer Urzelle entstanden ist, die sich bildete, als Eizelle und Samenzelle deiner Eltern sich mit deinem Seelenstrahl verbanden.

Nimm nun drei tiefe Atemzüge, und sage laut oder leise: »Ich möchte mich mit der Eizelle verbinden, aus der ich entstanden bin.«

Atme ganz normal weiter, und spüre, was sich energetisch zeigt. Alles, was jetzt auftaucht, hat mit deiner Mutter und ihrer Energie während deiner Zeugung zu tun. Versuche, zu verstehen, warum die Energie dieser Zelle in dem Zustand ist, in dem sie sich befindet.

Vielleicht siehst du Bilder, vielleicht verspürst du eine tiefe Liebe und Hingabe, vielleicht fühlst du auch Angst oder Sorge. Alles darf sich so zeigen, wie es ist.

Lasse dich auf diese Erfahrung ein. Verstehe, dass jedes Gefühl, ganz gleich, ob positiv oder negativ, das beste war, zu dem deine Mutter damals in der Lage war. Ihre Gefühle waren einfach vorhanden und wurden nicht absichtlich von ihr erzeugt. Sie konnte nichts dafür, ihre Gefühle überkamen sie einfach.

Sage laut oder leise: »Ich verstehe dich jetzt. Alles ist gut so, wie es ist.«

Stelle dir nun vor, wie diese Eizelle, aus der du entstanden bist, vor dir in der Luft schwebt. Sie pulsiert vor Energie und dreht sich leicht um sich selbst. Schaue sie genau an. Wenn du irgendwelche dunklen Flecke siehst, die sie bedecken oder die sich in ihrer Aura befinden, strecke deine Hand aus und entferne sie. Meist reicht eine leichte Bewegung mit der Hand, manchmal kannst du diese Bewegung auch unterstützen, indem du die Flecke wegpustest.

Wenn nun die Eizelle ganz klar in ihrem eigenen Licht strahlt, umfasse sie mit deinen Händen, bette die Eizelle wie in eine Schale, und führe sie zu deiner Brust. Lasse sie dann mit ihrem Strahlen in dein Herz sinken. Heiße sie willkommen, begrüße sie als unentbehrlichen Teil von dir, und danke ihr dafür, dass sie ein Teil dessen ist, woraus dein Leben entstehen durfte.

Spüre das Strahlen in dir, und sage ein paar Mal (solange es sich gut für dich anfühlt) laut oder leise zu dir selbst: »Möge dieses klare Strahlen mir helfen, den Weg meines Seelenplanes zu sehen und zu gehen.«

Atme dann dreimal kraft- und geräuschvoll durch den Mund aus, und öffne deine Augen.

Vielleicht hast du nach der Übung das Bedürfnis, dir ein paar Dinge, die dir in der Meditation, während der Verbindung mit der Eizelle, begegnet sind, aufzuschreiben. Nimm dir die Zeit dafür. Vielleicht scheinen sie dir jetzt noch nicht sonderlich aufschlussreich zu sein, werden es aber im Laufe der weiteren Übungen und inneren Erfahrungen werden.

Bei der Entdeckung der Gedanken und Gefühle, die deine Mutter hatte, geht es nicht um irgendeine Wertung. Niemand sucht sich seine Gefühle aus – auch deine Mutter nicht. Irgendetwas hat sie damals dazu gebracht, so zu fühlen, wie sie nun einmal gefühlt hat. Und alle diese Emotionen und Gedanken hatten subjektiv ihre Berechtigung. Bei der Übung geht es darum, dies anzuerkennen, etwaige Verdunklungen, die auf diesem Teil unseres Selbst – der Eizelle – lasteten, zu entfernen und befreit weiterzugehen.

So richten wir uns energetisch neu aus. Wir wissen um die Gedanken und Gefühle, die unsere Empfängnis begleitet haben, reinigen sie und lassen uns durch etwaige negative Einflüsse nicht länger daran hindern, unseren Seelenplan zu verfolgen.

In gleicher Weise nähern wir uns jetzt den entsprechenden Gedanken und Emotionen unseres Vaters. (Lasse zwischen den einzelnen Übungen etwas Zeit verstreichen, zumindest jeweils 30 Minuten oder noch besser eine Stunde. Du brauchst einfach Zeit, damit die Erfahrungen sich in dir verankern können.)

Übung 2: Die Samenzelle energetisch neu ausrichten

Nimm dir ein wenig Zeit, setze oder lege dich bequem auf den Boden, spüre die Erde unter dir, und schließe sanft deine Augen. Achte auf deinen Atem, beobachte ihn eine Weile.

Gehe dann wie bei der vorherigen Übung mit deiner Aufmerksamkeit durch deinen ganzen Körper, und atme dabei in deinem natürlichen Rhythmus. Lasse dich von deinem Atem tragen.

Mache dir bewusst, dass dieser ganze Körper aus einer Urzelle entstanden ist, die sich bildete, als Eizelle und Samenzelle deiner Eltern sich mit deinem Seelenstrahl verbanden.

Nimm nun drei tiefe Atemzüge, und sage laut oder leise: »Ich möchte mich mit der Samenzelle verbinden, aus der ich entstanden bin.«

Atme ganz normal weiter, und spüre, was sich energetisch zeigt. Alles, was jetzt auftaucht, hat mit deinem Vater und seiner Energie während deiner Zeugung zu tun. Versuche, zu verstehen, warum die Energie die-

ser Zelle in dem Zustand ist, in dem sie sich befindet.

Vielleicht siehst du Bilder, vielleicht verspürst du eine tiefe Liebe und eine große Vorfreude auf die neue Verantwortung für ein Kind, vielleicht fühlst du auch Angst, Sorge oder sogar einen gewissen Fluchtreflex. Alles darf sich so zeigen, wie es ist.

Lasse dich auf diese Erfahrung ein. Verstehe, dass jedes Gefühl, ganz gleich, ob positiv oder negativ, das beste war, zu dem dein Vater damals in der Lage war. Seine Gefühle waren einfach in ihm vorhanden, ohne dass er sie bewusst hervorgebracht hätte.

Sage laut oder leise: »Ich verstehe dich jetzt. Alles ist gut so, wie es ist.«

Stelle dir nun vor, wie diese Samenzelle, aus der du entstanden bist, vor dir in der Luft schwebt. Sie pulsiert vor Energie und dreht sich leicht um sich selbst. Schaue sie genau an. Wenn du irgendwelche dunklen Flecke siehst, strecke deine Hand aus, puste sie an, und entferne sie.

Wenn nun die Samenzelle ganz klar in ihrem eigenen Licht strahlt, umfasse sie mit dei-

nen Händen, bette sie wie in eine Schale, und führe sie zu deiner Brust. Lasse sie dann mit ihrem Strahlen in dein Herz sinken. Heiße sie willkommen, begrüße sie als unentbehrlichen Teil deiner selbst, und danke ihr dafür, dass sie ein Teil dessen ist, woraus dein Leben entstehen durfte.

Spüre das Strahlen in dir, und sage ein paar Mal (solange es sich gut für dich anfühlt) laut oder leise zu dir selbst: »Möge dieses klare Strahlen mir helfen, den Weg meines Seelenplanes zu sehen und zu gehen.«

Atme dann dreimal kraft- und geräuschvoll durch den Mund aus, und öffne deine Augen.

Auch jetzt solltest du dir wieder die Zeit nehmen, dir ein paar Notizen zu machen, um diese später nachlesen und dann vielleicht besser verstehen und einordnen zu können.

Nachdem du jetzt sowohl Ei- als auch Samenzelle neu ausgerichtet hast, kommt nun als letzter Bestandteil deiner Urzelle der Seelenstrahl hinzu. Dieser Seelenstrahl kommt aus der geistigen Welt in unsere irdische Welt, nachdem er sich dort seinem Seelenplan gemäß verabredet hat. In diesem Bereich spielt Zeit keine Rolle – was manche Schwierigkeiten erklärt: Die Seele verabredet sich und kommt dann zur Verbindung mit Ei- und Samenzelle in unsere Welt. Für sie scheinen die Verabredung und die Inkarnation im selben Moment zu erfolgen. Die anderen beteiligten Seelen jedoch inkarnieren weit vorher, jedenfalls, was unsere Welt und unsere Zeitauffassung betrifft. Bevor unser Seelenstrahl zu Ei- und Samenzelle hinzutritt, haben die Seelen unseres Vaters und unserer Mutter ja schon einige Jahre in der irdischen Inkarnation zugebracht. Jahre, in denen, wie wir alle wissen, viel geschehen kann, viele Verletzungen auftauchen, viel Herzensleid entstehen und Folgen haben kann. Auch wenn in der geistigen Welt immer *jetzt* ist, hier bei uns vergeht die Zeit. Und so kommt es, dass die an unserem Seelenplan beteiligten Seelen, die unser Vater und unsere Mutter sind, ihre Verabredung aufgrund ihrer Erfahrungen und der Einflüsse von außen hier auf Erden vergessen. Für sie liegen Jahre zwischen der Verabredung und unserer Inkarnation, während es für uns kaum einen Augenblick her ist, dass wir mit ihnen diese Verabredung getroffen haben.

Treten wir nun in Verbindung mit unserer Seele, mit unserem Seelenstrahl, und schauen uns die Erfahrungen an, die von ihr gemacht und in unser jetziges Leben weitergegeben wurden.

Übung 3:
Den Seelenstrahl verstehen

Nimm dir wieder ein wenig Zeit, setze oder lege dich bequem auf den Boden, spüre die Erde unter dir, und schließe sanft deine Augen. Achte darauf, dass du weder Arme noch Beine über Kreuz hältst; dein Körper sollte sich in einer Position befinden, die sich offen und frei anfühlt. Beobachte eine Weile deinen Atem, lasse ihn einfach kommen und gehen.

Gehe dann, wie bei den vorherigen Übungen, mit deiner Aufmerksamkeit durch deinen ganzen Körper, und atme dabei in deinem natürlichen Rhythmus. Lasse dich von deinem Atem tragen.

Mache dir bewusst, dass dieser ganze Körper aus einer Urzelle entstanden ist, die sich bildete, als Eizelle und Samenzelle deiner Eltern sich mit deinem Seelenstrahl verbanden.

Nimm nun drei tiefe Atemzüge, und sage laut oder leise: »Ich möchte mich mit dem Seelenstrahl verbinden, aus dem ich entstanden bin.«

Atme ganz normal weiter, und spüre, was sich energetisch zeigt. Alles, was jetzt auftaucht, hat mit deinem Seelenstrahl und deinem Seelenplan zu tun. Versuche zu verstehen, warum die Energie deines Seelenstrahls in dem Zustand ist, in dem sie sich befindet … Sei ganz offen für das, was sich zeigen möchte!

Vielleicht siehst du Bilder oder Bruchstücke von Bildern, siehst dich selbst auf deinem ursprünglich geplanten Weg, erfährst dich in Situationen, die dir kleine Details über deinen Seelenplan verraten. Vielleicht spürst du ein großes Glück, weil dein eigener Weg den Bildern deines ursprünglichen Seelenplans entspricht, vielleicht auch großes Bedauern, weil dein Leben so ganz anders ist als das, was du geplant hattest. Vielleicht spürst du tiefen Frieden, vielleicht eine schreckliche Unruhe. Alles darf sich so zeigen, wie es ist.

Lasse dich auf diese Erfahrung ein. Schaue genau hin, und lasse die Bilder einfach kommen und wieder gehen.

Sage laut oder leise: »Ich sehe jetzt. Mein Weg liegt vor mir.«

Stelle dir nun vor, wie dieser Seelenstrahl, der dein geistiger Anteil ist, vor dir in der Luft schwebt. Du kannst ihn dir z. B. als Blume vorstellen. Er pulsiert vor Energie, dreht sich leicht um sich selbst und leuchtet in Farben, die dein Herz bewegen.

Umfasse den Seelenstrahl mit deinen Händen, bette ihn wie in eine Schale, und führe ihn zu deiner Brust. Lasse ihn dann mit seinem Strahlen in dein Herz sinken. Heiße ihn willkommen, heiße dich selbst willkommen!

Spüre das Strahlen in dir, und sage ein paar Mal (solange es sich gut für dich anfühlt) laut oder leise zu dir selbst: »Möge dieses klare Strahlen mir helfen, den Weg meines Seelenplanes zu sehen und zu gehen. Möge Liebe meinen Weg erfüllen und mich leiten!«

Atme dann dreimal kraft- und geräuschvoll durch den Mund aus, und öffne deine Augen.

Ich empfehle dir dringend (wie eigentlich auch bei allen anderen Übungen), dir nach dieser Übung die Zeit zu nehmen, deine Erfahrungen niederzuschreiben. Wir vergessen schneller, als wir meinen. Sicherlich ist dir das auch schon einmal mit einem lebhaften Traum geschehen: Eben noch stehen dir die Bilder klar vor Augen, und im nächsten Moment sind sie nur noch eine ferne Ahnung.

Wenn du aufschreibst, was du gesehen und erlebt hast, sollte dir bewusst sein, dass die Bilder auch verschlüsselt sein können. Nicht alles, was du gesehen hast, muss zwangsläufig direkt deinem Seelenplan entsprechen. Es können auch Symbole für bestimmte Dinge und Erfahrungen sein. Wenn du dich zum Beispiel zusammen mit einem Pferd gesehen hast, bedeutet das nicht zwangsläufig, dass du nun eine Pferdezucht eröffnen oder Reitstunden nehmen musst. Das Pferd kann auch einfach als Symbol dafür stehen, dass du dir selbst größere Freiheit zugestehen oder mehr laufen solltest. Das Aufschreiben deiner Erfahrungen wird schon vieles klarer werden lassen. Du kannst es aber auch mit einer Person deines Vertrauens besprechen – wenn wir über Dinge reden, zeigen sie sich oft viel klarer für uns. Unsere Worte fließen und bringen durch gewisse Formulierungen manchmal wie von selbst überraschende neue Erkenntnisse hervor.

Du hast jetzt die drei Anteile deiner Urzelle neu ausgerichtet und etwas über deinen ursprünglichen Seelenplan erfahren. Bei allen vorangegangenen Übungen ging es letztlich immer darum, Liebe in die jeweiligen Emotionen hineinzubringen.

Auf diese Weise werden Verletzungen, die uns zugefügt und im Unterbewusstsein gespeichert wurden, anerkannt und transformiert (denn diese Dinge wollen gesehen werden – es nützt überhaupt nichts, sie zu ignorieren!). Der Grund für Verletzungen, die uns zugefügt wurden, sind fast immer Verletzungen in demjenigen, der scheinbar für unser Trauma verantwortlich ist. Wenn wir erkennen, dass unsere Verletzungen nur von den Verletzungen anderer herrühren, können wir Verständnis und Liebe in die Situation einbringen. Sie werden dafür sorgen, dass sich negative Emotionen, die in unserem System festsitzen, auflösen.

Wenn wir dies vollbracht haben, sind alle drei Energien gereinigt. Nun können wir sie neu in uns vereinigen und damit den Grundstein dafür legen, unseren ursprünglichen Seelenplan zu erfüllen.

Übung 4: Die gesamte Urzelle mit Liebe versorgen

Suche dir einen Platz, an dem du ungestört sein kannst, und setze oder lege dich bequem auf den Boden. Spüre die Erde unter dir und den Himmel über dir. Schließe sanft deine Augen. Beobachte eine Weile deinen Atem, lasse ihn einfach kommen und gehen.

Vergegenwärtige dir die drei Anteile deiner Urzelle, die du neu ausgerichtet und in deinen Herzraum aufgenommen hast: Eizelle, Samenzelle und Seelenstrahl.

Aus ihnen ist deine Urzelle entstanden, aus der letztlich du erwachsen bist!

Spüre nun diese Urzelle, die in dir lebendig ist. Spüre ihr nach, und hülle sie in die Wärme deines Herzens. Stelle dir vor, wie sich dein ganzer Körper um diese Zelle herum gebildet hat und wie er sie jetzt einhüllt und schützt.

Lasse dich in dieses Gefühl hineinfallen, spüre die Liebe zu dir selbst, spüre die Liebe zur Welt des Lebendigen, die dich erfüllt.

Drücke nun in einfachen Worten deine Wertschätzung aus, indem du alle Anteile deiner Urzelle bedenkst.

Sage laut oder leise: »Ich wertschätze die Mutterenergie, die in mir lebendig ist. Sie ist Teil meines Weges!

Ich wertschätze die Vaterenergie, die in mir lebendig ist. Sie ist Teil meines Weges!

Ich wertschätze die Energie meiner Seele, die in mir lebendig ist. Sie ist Teil meines Weges!

Ich wertschätze die gesamte Energie meiner Urzelle, die in mir lebendig ist. Sie ist Teil meines Weges, den ich mit Liebe gehe!«

Atme ganz normal weiter, und spüre, ob sich energetisch noch etwas zeigen möchte. Vielleicht kommen noch Bilder, vielleicht noch ein körperliches Gefühl, vielleicht übermannt dich noch eine tiefe Emotion. Lasse einfach alles geschehen, lasse alles auftauchen und auch wieder gehen. Sei ganz offen für das, was sich zeigen möchte!

Wenn die Bilder oder Emotionen verebben, sage dreimal laut oder leise: »Möge mein Leben meinen Seelenplan erfüllen!«

Atme dann dreimal kraft- und geräuschvoll durch den Mund aus, und öffne deine Augen.

Nimm dir alle Zeit, die du brauchst, um dieser Übung noch ein wenig nachzuspüren. Schreibe auch wieder das auf, was in dir präsent ist und dir wichtig erscheint. Wie fühlst du dich jetzt? Spürst du eine Wärme in deinem Herzen? Fühlst du dich klarer? Hast du deinen Weg deutlich vor Augen? Hast du ein leichtes Lächeln auf deinem Gesicht?

In meinen Seminaren mache ich diese Neuausrichtung oft in meditativer Weise oder auch in Verbindung mit Aufstellungsarbeit. Für mich ist es jedes Mal ein ganz besonderes Erlebnis, wenn die Teilnehmer nach der Übung über das ganze Gesicht strahlen und einen Zugang zu sich selbst gefunden haben, der sie mit Freude erfüllt. Ich wünschte, ich könnte jeden Leser und jede Leserin bei diesem Prozess begleiten und auch ihre Gesichter sehen.

Vielleicht möchtest du es auch selbst erfahren und einfach einmal nach der Neuausrichtung deiner Urzelle in den Spiegel schauen … Schaut dir da der gleiche Mensch entgegen, der du zuvor warst?

Du hast deine gesamte Urzelle mit all ihren Anteilen nun neu ausgerichtet und sie mit der Liebe deines Herzens durchdrungen und umhüllt. Zwischen den Energien von Ei- und Samenzelle sowie deines

Seelenstrahls herrscht jetzt Harmonie, die in deinem Leben spürbar werden wird.

Negative Emotionen, die vielleicht seit dem Beginn deiner jetzigen Inkarnation in deiner Urzelle mitschwangen und dein Unterbewusstsein beeinflussten, sind an die Oberfläche getreten, wurden geklärt und transformiert. Diese Verletzungen, die meist daher rühren, dass etwas anders gelaufen ist, als es im Seelenplan ausgemacht war, und die, wenn man sie nicht auflöst, vor allem Wertigkeitsprobleme mit sich bringen (»ich bin nicht gewollt, ich tauge zu nichts« etc.), wurden nun liebevoll berührt, angenommen und energetisch aufgelöst.

Bald können wir uns mit der Hauptübung, der Aufarbeitung der neun Schwangerschaftsmonate, beschäftigen. Doch zuvor werden wir uns noch einem anderen wichtigen Faktor widmen, der unserem Seelenplan entstammt und dem eine starke energetische Rolle in unserem Leben zukommt: den kosmischen Eltern!

Die kosmischen Eltern und das Bauchgefühl

Neben unseren leiblichen Eltern, dem Rest unserer Familie, unserem Krafttier und unserem geistigen Lehrer gibt es noch zwei Wesen, denen unser Wohl sehr am Herzen liegt und die Teil unseres Seelenplanes sind: unsere kosmischen Eltern – Begleiter, die uns helfen, unseren Seelenplan in dieser Welt zu verwirklichen. Vielleicht haben wir sie noch nie wirklich kennengelernt, doch gespürt haben wir sie alle schon einmal. Sie machen sich in einem Gefühl bemerkbar, das wir alle gut kennen, dem wir aber nicht immer folgen: unserem sogenannten Bauchgefühl.

Wie oft haben wir schon geahnt, dass etwas nicht gut für uns ist, dass eine Entscheidung unklug oder eine Beziehung zum Scheitern verurteilt war, und haben dennoch entgegen diesem inneren Wissen gehandelt?

Ich denke, fast jeder hat schon erlebt, dass ihm eine spontane Idee kommt oder ihm sein Körper sagt, dass gewisse Entwicklungen im eigenen Leben völlig schieflaufen und dringend einer Korrektur bedürfen. Zum Beispiel könnte jemand morgens aufwachen und feststellen, dass ein 60-Stunden-Job nicht das ist, was ihn glücklich macht. Oder dass er generell etwas ganz anderes machen möchte.

»Ich werde meinen Job in der Bank kündigen und eine kleine Gärtnerei eröffnen«, könnte jemandem durch den Kopf gehen.

Augenblicklich sagt ihm sein Bauchgefühl, dass es genau diese Entscheidung wäre, die ihn zu sich selbst und zu einem tiefen Glück führen könnte. Doch dann – und genau das ist unsere allgemeine Erfahrung – kommen andere Stimmen ins Spiel, die uns weismachen wollen, dass so eine Entscheidung unsinnig, kindisch, finanziell ruinös, unverantwortlich sei. Meist sind das Stimmen, die andere und auch wir selbst als »vernünftig« einordnen. Und je länger wir diesen Stimmen lauschen, desto mehr schwindet das Gefühl, das uns einen ganz neuen Weg verheißen hatte. Wir werden unsicher und bleiben dann lieber im alten Trott, den wir wenigstens kennen.

Unser Bauchgefühl ist ein wichtiger Kompass für uns, den wir oft nicht oder zu wenig beachten. Die kosmischen Eltern versuchen, uns zu unterstützen und die Richtung zu weisen, die wir innerhalb unseres Seelenplanes mit ihnen besprochen haben, bevor wir hier inkarnierten. Doch wir hören nicht zu, weil wir uns nur noch auf den Intellekt verlassen, weil wir das Vertrauen in unsere Gefühle verloren haben. Dieses mangelnde Vertrauen ist oft auf die negativen Emotionen zurückzuführen, die wir zu Beginn unserer Inkarnation mitbekommen haben und die in unserer Urzelle gespeichert sind und weiterhin wirken. Da wir nun unsere Urzelle neu ausgerichtet haben, können wir uns auch wieder unseren Gefühlen, unserem Bauchgefühl und damit unseren kosmischen Eltern zuwenden.

Wenn wir uns unserem ursprünglichen Seelenplan verstärkt widmen, ist es sinnvoll, die Beziehung zu unseren kosmischen Eltern zu erneuern bzw. zu vertiefen. Dazu sollten wir sie mit der folgenden Übung erst einmal kennenlernen.

Übung 5:
Die kosmischen Eltern kennenlernen

Setze dich bequem, aber aufrecht hin. Du kannst einen Stuhl benutzen, ein Meditationskissen oder ein Meditationsbänkchen. Lege deine linke Hand (die Herzhand) auf dein Hara (ca. zwei Fingerbreit unter deinem Bauchnabel) und darauf die rechte Hand (die tätige Hand). Atme nun in dein Hara hinein, und spüre, wie sich dabei deine Hände heben und senken. Spüre, wie dein Atem in dein Hara hineinfließt, und bleibe ein paar Minuten bei dieser Empfindung.

Stelle dir nun vor, dass du dich in einem Wald befindest, über den sich langsam die Dämmerung senkt. Du hörst die ersten Geräusche der nachtaktiven Tiere, du riechst die würzige Luft, die langsam kühler wird. Vor dir erblickst du ein Netz von Wegen, die sich durch das dunkle Grün erstrecken. Langsam und achtsam gehst du los – und obwohl die Vielzahl der Wege verwirrend sein könnte, spürst du doch keinen Moment lang Unsicherheit. Wie von selbst finden deine Füße ihren Weg durch den Wald, in dem es immer dunkler wird.

Mittlerweile kann man kaum noch etwas erkennen, doch dich hält das nicht auf. Immer weiter gehst du mit sicheren Schritten, folgst deinem Gefühl. Es führt dich nun zu einer Lichtung, auf der ein großes Lagerfeuer brennt.

Du gehst um das Feuer herum und erblickst zwei Gestalten, eine Frau und einen Mann, die dort sitzen und offensichtlich auf dich gewartet haben.

Kannst du sie erkennen? Wie sehen sie aus?

Schaue ihnen in die Augen – erkenne sie!

Dies sind deine kosmischen Eltern, die dich seit jeher begleiten und dir mittels deines Bauchgefühls die Richtung weisen. Genauso, wie du dich eben wie von selbst im dunklen Wald zurechtgefunden hast, so kannst du auch in deinem Alltag den Weg finden, der dir entspricht und der dich an dein Ziel führen wird.

Nimm dir nun die Zeit, den beiden Fragen zu stellen oder dir etwas von ihnen erzählen zu lassen. Lerne deine kosmischen Eltern neu kennen, jetzt, da deine Urzelle gereinigt ist und du deinen Weg frei gehen kannst.

Wenn du das Gefühl hast, dass ihr für heute lange genug beisammen wart, bedanke und verabschiede dich. Du kannst stets an diesen Ort zurückkehren, deine kosmischen Eltern treffen und von ihrer Weisheit lernen.

Gehe zurück durch den Wald bis zu deinem Ausgangspunkt dieser Reise. Atme dreimal kraft- und geräuschvoll durch den Mund aus. Öffne dann deine Augen, und komme zurück in diese Welt.

Wenn du Kontakt zu deinen kosmischen Eltern aufgenommen hast, kannst du immer wieder zu ihnen zurückkehren und sie besuchen. Du kannst aber auch einfach, wenn du eine Entscheidung zu treffen hast, deine Hände auf dein Hara legen und ihre Weisheit in deinem Körper erspüren. Durch die Neuausrichtung deiner Urzelle wird dieses innere Wissen viel leichter für dich vernehmbar sein. Versuche auch ganz bewusst, immer achtsamer auf dein Bauchgefühl zu reagieren. Tue es nicht einfach als »nur ein Gefühl« ab, sondern nimm es ernst. Behandle es genauso wie den klugen Rat eines guten Freundes.

Je intensiver die Beziehung zu deinen kosmischen Eltern ist, desto deutlicher und eindeutiger wirst du dein Bauchgefühl wahrnehmen. Auch wenn sie in der geistigen Welt weilen, sind sie stets mit dir verbunden, nehmen stets Anteil an deinem Leben und unterstützen dich, wo sie nur können. Sie sind dir näher, als du ahnst!

Um diesen Kontakt aktiv zu intensivieren, kannst du die folgende Übung verwenden. Sie festigt und nährt das Band zwischen euch mit Liebe.

Übung 6: Neue Unterstützung durch die kosmischen Eltern

Bereite deine Meditation wie in der vorherigen Übung vor. Lege deine Hände wieder auf dein Hara. Dies kann für dich ab jetzt immer das Signal dafür sein, dich mit deinen kosmischen Eltern zu verbinden.

Spüre ein paar Augenblicke deinem Atem nach, und mache dich dann auf den Weg durch den dunklen Wald. Lasse deine Schritte von deinem Bauchgefühl leiten, und setze dich dann zu deinen kosmischen Eltern ans Lagerfeuer.

Bilde in Gedanken eine leuchtende Hülle, die euch drei umgibt. Spüre den Schutz, den sie bietet, und die Geborgenheit, die sie vermittelt. In dieser Hülle seid ihr euch ganz nah, voller Verständnis, voller Liebe füreinander.

Sprich nun die folgenden Sätze dreimal laut aus (du kannst natürlich auch eigene Sätze formulieren): »Ich verspreche, meinem ursprünglichen Seelenplan zu folgen und mehr auf meine eigenen Gefühle zu hören! Ich verspreche, mein Bauchgefühl zu respektieren und der Weisheit meiner kosmischen Eltern zu vertrauen!«

Verdichte nun die leuchtende Hülle zu einem kleinen Ball, der warm schimmernd vor dir schwebt (ungefähr so, als würdest du vorsichtig einen großen Papierbogen zusammenknüllen). Fühle noch einmal in dein Versprechen hinein, verbinde es mit dem schimmernden Ball, und führe diesen dann mit beiden Händen in dein Hara hinein. Sieh deinen kosmischen Eltern noch einmal tief und liebevoll in die Augen, bedanke und verabschiede dich. Gehe zurück durch den Wald bis zu deinem Ausgangspunkt dieser Reise, öffne deine Augen, und komme zurück in diese Welt.

Wie fühlst du dich nach so einem Besuch bei deinen kosmischen Eltern? Wie fühlt sich dein Hara an? Ist es vielleicht warm? Oder fühlt es sich weiter an, lockerer, weicher? Nimm immer wieder Kontakt zu diesem Bereich deines Körpers auf, indem du deine Hände auf diese Stelle legst und/oder indem du deinen Atem dorthin lenkst.

Deine kosmischen Eltern sind Wesen der geistigen Welt, deren Aufgabe es ist, dich zu begleiten. Schon bei deiner wirklichen Geburt (also wenn dein Seelenstrahl sich mit Eizelle und Samenzelle verbindet) sind sie an deiner Seite und bleiben dies auch dein Leben lang. Sie haben Eigenschaften wie Stärke, Einfühlungsvermögen, Mitgefühl, Liebesfähigkeit, Hingabe, Mut, Weisheit, Wissen, Lernfähigkeit, Kommunikationsbegabung, Kreativität, Musikalität und Herzenswärme, die sie in besonderem Maße verkörpern und die sie dir im Moment deiner Empfängnis in Anteilen mit auf den Weg geben – ganz ähnlich, wie deine biologischen Eltern dir Anteile ihrer selbst mit auf den Weg geben.

Wenn du den Kontakt zu deinen kosmischen Eltern pflegst und sie immer wieder einmal besuchst, wirst du schnell mitbekommen, welche deiner besonderen Eigenschaften du möglicherweise ihnen verdankst.

Ist es nicht wunderbar, von wie vielen geistigen Kräften und Wesen wir auf unserem Weg begleitet und unterstützt werden? Ab und an sollten wir uns die Zeit dafür nehmen, in irgendeiner Form unsere Dankbarkeit auszudrücken.

So vorbereitet, kommen wir nun zu der Aufarbeitung der Erfahrungen, die wir in den neun Monaten gemacht haben, in denen unsere Mutter mit uns schwanger war. Diese Zeit ist eine prägende Phase, die viele Spuren in unseren energetischen Mustern und somit auch in unserem alltäglichen Leben hinterlassen kann.

Lasse dir wieder ein bisschen Zeit, bevor du mit dem nächsten Kapitel und den weiteren Übungen fortfährst. Diese Arbeit hat keine Eile – alles wird zu der Zeit geschehen, zu der deine Seele dafür bereit ist.

Die Emotionen der 9 Schwangerschaftsmonate

Nachdem nun die Energien der Urzelle und der kosmischen Eltern neu ausgerichtet sind, müssen wir auch die Emotionen betrachten, die wir innerhalb der neun Schwangerschaftsmonate erfahren haben, damit die neue Ausrichtung der Urzelle in unserem Unterbewusstsein zur vollen Entfaltung kommen kann.

Noch ist die alte Energie präsent, all das, was unsere Mutter in ihrem Umfeld erfahren hat, während sie mit uns schwanger war. Ihre Emotionen und Gedanken können ganz tief in uns sitzen und – wenn sie negativer Art waren – unser Leben hemmen.

Möglicherweise ist unsere Mutter ja ungewollt schwanger geworden und hat oft so etwas gedacht wie: »Wie soll ich dieses Kind bloß großziehen? Wäre ich doch nie mit diesem Kerl ins Bett gegangen … Ich komme allein doch kaum finanziell zurecht – wie soll das alles erst mit einem Kind werden? Ich wollte noch so viel sehen von der Welt – jetzt ist das alles vorbei …«

Dass solche Gedanken nicht positiv auf das Kind wirken, kann sich jeder leicht vorstellen. Was letztlich energetisch ankommt, lässt sich ganz einfach zusammenfassen: »Ich bin nicht erwünscht!«

Leider schleppen unglaublich viele Menschen dieses Gefühl ihr ganzes Leben lang mit sich herum. Ich sehe das immer wieder in Einzelsitzungen und

Gesprächen oder Seminaren und Workshops. Dieses Gefühl drückt Menschen nieder, und sie haben ständig den Eindruck, dass sie andere stören: in ihrer eigenen Familie, in ihrem Beruf, in vielen weiteren Momenten ihres Alltags. Ihr Selbstwertgefühl ist am Boden – und das merkt man ihnen an.

Die Arbeit, die ich in diesem Buch vorstelle, kann einen enormen positiven Einfluss auf diese Emotionen haben. Wenn Urzelle und kosmische Eltern energetisch neu verankert sind, können wir durch die Aufarbeitung der neun Schwangerschaftsmonate viele alte Emotionen (die ja nicht einmal unsere eigenen sind, sondern nur übernommen wurden) klären und transformieren.

Wer meine Seminare besucht oder mein Büchlein über das innere Kind* gelesen hat, kennt die folgende Übung bereits in ihrer Grundstruktur. Ihre kraftvolle Energie können wir für verschiedene Zwecke nutzen.

Ich werde ganz bewusst vor der Übung nicht allzu viel Erklärendes schreiben, da dich das nur unbewusst unter Druck setzen könnte, das von mir Beschriebene erfahren zu wollen bzw. zu denken, dass das, was ich beschreibe, genau das ist, was du

* Reinhard Stengel: Das innere Kind, die innere Frau, den inneren Mann annehmen und integrieren. Schirner, Darmstadt 2014

erfahren *musst.* Doch bei dieser Arbeit dreht sich alles um dein eigenes Empfinden, deine Erfahrungen. Niemand kann diese Arbeit für dich erledigen, und niemand kann seine Erfahrungen als die einzig richtigen Erfahrungen »verkaufen«.

Mit der folgenden Übung erhältst du Zugang zu den Erfahrungen innerhalb der neun Monate, die du im Bauch deiner Mutter verbracht hast. Du wirst die Emotionen bildhaft erleben und sie aktiv umgestalten können. Dies ist das Wichtigste bei dieser Arbeit: Sei dir immer bewusst, dass du die Kraft hast, deine innere Welt zu verändern!

Für diese Übung brauchst du einen Partner, der dir die Meditation vorliest, dir die entsprechenden Fragen stellt und dich behutsam leitet. Du wirst auf eine innere Reise gehen, auf der vieles dreimal geschieht oder du dir etwas dreimal bewusst machen sollst. Das dient dazu, Erfahrungen tief in deinem Unterbewusstsein zu verankern – schon die Märchen der Gebrüder Grimm arbeiteten mit der Zahl Drei, und das aus gutem Grund. Du wirst eingeladen werden, all deine Sinne zu benutzen. Versuche, so viel wie möglich wahrzunehmen, während du unterwegs bist. Versuche, zu lauschen, zu fühlen, zu schmecken, zu riechen und mit deinen inneren Augen zu sehen.

Auf dieser Reise wirst du Türen in verschiedene Räume öffnen. Es ist wichtig, dass du jede Tür, die du öffnest, auch wieder hinter dir schließt.

Lasse dir diese geführte Reise langsam und ruhig vorlesen. Nehmt euch dafür all die Zeit, die ihr braucht, und schafft euch zuvor einen Raum, in dem ihr ungestört seid und in dem ihr euch wohlfühlt. Derjenige, der die Reise vorlesen wird, sollte sie sich vorab zuerst einmal gründlich durchlesen. Die Anweisungen, die in Klammern gesetzt sind, sollen natürlich nicht vorgelesen werden, sondern dienen als Anhaltspunkte, wie in der jeweiligen Situation weiter vorzugehen ist. Die Reise ist sozusagen interaktiv, d. h., Vorlesender und Meditierender kommunizieren miteinander. Der Vorlesende stellt an manchen Stellen Fragen, die der Meditierende laut beantwortet. So erfährt der Vorlesende, wie der Meditierende sich fühlt und was er gerade sieht, und weiß, an welcher Stelle er wie weiterlesen muss. In dieser Beschreibung mag das vielleicht ein wenig kompliziert klingen, aber ihr werdet feststellen, dass es, wenn ihr erst einmal mit der Reise begonnen habt, ganz einfach ist und von selbst läuft.

Bevor du nun weiter in diesem Buch liest, solltest du erst diese Übung machen. D. h., du solltest sie dir vorlesen lassen und dich meditativ auf eine Reise in dein Unterbewusstsein begeben. Wenn das nicht sofort möglich sein sollte, warte einfach ab, bis sich die Gelegenheit ergibt. Gehe in dieser Arbeit Schritt für Schritt vor, und lasse dir Zeit. Selbst solltest du diese Reise vorab nicht lesen, weil dich das wieder von deinen eigenen Erfahrungen ablenken könnte.

Übung 7:
Das Aufarbeiten der 9 Schwangerschaftsmonate

(Atme als Vorlesender selbst ein paar Mal tief durch, und beginne dann mit ruhiger und sanfter Stimme zu lesen.)

Setze oder lege dich bequem auf den Boden, spüre die Erde unter dir und den Himmel über dir. Schließe sanft deine Augen, und werde dir deines Atems bewusst. Achte darauf, wie der Atem kommt und geht, wie es dich atmet, ein und aus, ein und aus. Bleibe einige Momente bei deinem Atem.

Lasse nun vor deinem inneren Auge eine Landschaft entstehen. Eine wunderschöne Blumenwiese, über die du langsam dahinschreitest. Genieße die Luft und den Anblick der Wiese, das Gefühl, zu gehen und lebendig zu sein. Vielleicht warst du schon einmal hier – und dein Herz erkennt diesen Ort wieder …

Du kommst nun an eine Bank, auf der du dich für einen Moment niederlässt. Ziehe deine Schuhe und deine Strümpfe aus, und lege sie beiseite. Du brauchst sie jetzt erst einmal nicht mehr, denn es ist wichtiger, die Welt möglichst direkt und unmittelbar wahrzunehmen.

Jetzt stehst du auf und gehst barfuß weiter über die Wiese. Spüre das feuchte Gras unter deinen Füßen. Spüre den Wind, wie er leicht über deine Haut streichelt. Kannst du die Sonne spüren, die deinen Körper wärmt? Kannst du die Vögel hören, deren Gesang die Luft erfüllt?

(Auf diese Fragen musst du als Vorlesender nicht unbedingt eine Antwort erhalten. Meist wirst du einfach ein Lächeln auf dem Gesicht des Meditierenden sehen können.)

An einem kleinen Baum siehst du nun einen köstlich anmutenden Apfel. Pflücke ihn vorsichtig, und iss ihn in kleinen Bissen. Kannst du ihn schmecken? Ist er süß, oder schmeckt er eher frisch und ein wenig säuerlich?

(Lasse dem Meditierenden hier ein wenig Zeit, um die Erfahrung ganz auszukosten. Vielleicht beschreibt er auch kurz den Geschmack des Apfels.)

Gehe langsam weiter, und iss den Apfel in Ruhe auf.

Nun kommst du an ein großes, weißes Tor. Öffne die Pforte.

Hinter dem Tor siehst du einen breiten, weißen Weg, der zu einem weißen Haus führt. Gehe durch das Tor hindurch, und schließe es wieder hinter dir.

Nun schreitest du langsam über den weißen Weg auf das Haus zu. Lasse deiner Seele Zeit, Eindrücke zu sammeln. Schaue dich um, und genieße den Weg an diesem sonnigen Tag.

Nun kommst du bei dem Haus an. Öffne die Tür, betritt das Haus, und schließe die Tür wieder hinter dir. Du stehst jetzt in einem großen, hellen Raum, in dem sich neun Türen befinden. Hinter jeder Tür wirst du die Emotionen des jeweiligen Schwangerschaftsmonats entdecken.

Gehe langsam auf die erste Tür zu, und sage zu dir selbst: »Hinter dieser Tür warten die Erfahrungen des ersten Schwangerschaftsmonats auf mich. Hinter dieser Tür warten die Erfahrungen des ersten Schwangerschaftsmonats auf mich. Hinter dieser Tür warten die Erfahrungen des ersten Schwangerschaftsmonats auf mich. «

Öffne nun die Tür, betritt den Raum, und schließe die Tür hinter dir. Sieh dich um. Erzähle: Was siehst du jetzt?

(Gib dem Meditierenden hier etwas Zeit. Vielleicht beschreibt er dir das, was er sieht. Das Unterbewusstsein zeigt uns Emotionen als Bilder. In diesem Zusammenhang zeigen sich die Räume manchmal als blutverschmiert, oder sie sind stickig und strahlen etwas Bedrückendes aus, oft sind sie aber auch von einer großen Geborgenheit geprägt. Es kommt auch vor, dass die Emotionen der Mutter wie Angst, Sorge oder Ablehnung sich als dementsprechende Bilder zeigen.

Manchmal tauchen hinter den ersten drei Türen auch andere Menschen auf – das könnte ein Hinweis auf einen Zwilling sein, der dann jedoch nach einiger Zeit starb und nicht das Licht dieser Welt erblickte. Sollte dieser verlorene Zwilling auftauchen, bitte den Meditierenden, ihn anzusehen, vielleicht mit ihm zu sprechen und ihn liebevoll zu umarmen. Dies ist eine einmalige Gelegenheit, sich zu verabschieden und vielleicht auch zu erfahren, warum man sich als Kind, scheinbar ohne Grund, einsam gefühlt hat. Vielleicht verschwindet der Zwilling danach – oder er bleibt einfach noch in diesem Raum. Es besteht keine Notwendigkeit, an seiner Anwesenheit irgendetwas willentlich zu ändern. Er kann einfach bleiben und gehen, wie er will … Sollte sich eine große Traurigkeit beim Meditierenden bemerkbar machen, kannst du ihm auch vorschlagen, in seiner Vorstellung mehrere weiße Kerzen anzuzünden und die Energie des Zwillings ins Licht zu führen. Meist ist das aber nicht nötig, weil Energien, die in einem so frühen Stadium ihres Lebens gestorben sind, den Weg ins Licht ganz problemlos finden. Du musst in einem solchen Fall aber sehr einfühlsam vorgehen und dem Meditierenden genügend Zeit geben, sich mit dieser Situation zu befassen.)

Dein Unterbewusstsein zeigt dir die Emotionen, die du bislang *mit dieser Zeit verbunden hast. Es zeigt dir die Emotionen, die du von deiner Mutter vermittelt bekommen hast, als Bilder. Dies müssen aber nicht deine Bilder bleiben – und auch die entsprechende Emotion musst du nicht mehr zwangsläufig fühlen.*

Du kannst den Raum nun verändern und damit auch deine Erfahrung energetisch neu ausrichten. Statte den Raum mit allem aus, was dich dich wohlfühlen lässt. Nur Tiere oder Pflanzen solltest du nicht hier hereinbringen, weil sie selbst lebendige Energien sind. Doch du kannst beispielsweise neue Möbel in den Raum stellen, erst einmal richtig aufräumen oder die Wände neu streichen. Vielleicht möchtest du auch große Fenster in die Wände einbauen und Luft und Licht in deinen Raum bringen.

Du musst dabei nicht alles perfekt machen und auch nicht für die Ewigkeit einrichten.

Denke immer daran, dass du dich nur vier Wochen in diesem Raum aufhältst.

(Gib dem Meditierenden hier Zeit, seinen Raum umzugestalten.)

Wie fühlt sich der Raum jetzt für dich an?

Wenn sich nun alles richtig und gut anfühlt, dann speichere bitte diesen Augenblick, diese ganze Situation mit all ihren Bildern und Gefühlen, bewusst ab. Nimm die Situation in ihrer Ganzheit wahr, lasse dich von ihr berühren und das Gefühl ganz tief in dich einsinken.

(Wieder etwas Zeit geben.)

Es ist jetzt Zeit, den Raum zu wechseln und dich mit dem nächsten Monat zu beschäftigen. Gehe durch die Tür hindurch in den großen Raum zurück, und schließe die Tür wieder hinter dir.

Tritt nun zur zweiten Tür, hinter der die Emotionen des zweiten Schwangerschaftsmonats auf dich warten. Sage dreimal laut oder leise zu dir selbst: »Hinter dieser Tür warten die Erfahrungen des zweiten Schwangerschaftsmonats auf mich!«

Öffne nun die Tür, betritt den Raum, und schließe die Tür hinter dir. Sieh dich um. Was siehst du jetzt?

(Du gibst dem Meditierenden nun wieder Zeit, den Raum zu betrachten und zu beschreiben.)

Dein Unterbewusstsein zeigt dir die Emotionen, die du bislang mit dieser Zeit verbunden hast. Es zeigt dir die Emotionen, die du von deiner Mutter vermittelt bekommen hast, als Bilder. Dies müssen aber nicht deine Bilder bleiben – und auch die entsprechende Emotion musst du nicht mehr zwangsläufig fühlen.

Du kannst den Raum nun verändern und damit auch deine Erfahrung energetisch neu ausrichten. Statte den Raum mit allem aus, was dich dich wohlfühlen lässt.

(Hier gibst du dem Meditierenden wieder Zeit, den Raum zu verändern, und fragst ihn danach, wie der Raum jetzt aussieht und wie er sich anfühlt. Erinnere ihn daran, die neu geschaffene Situation mit allen Bildern und Gefühlen bewusst abzuspeichern, und gib ihm genügend Zeit dafür. Dann lässt du ihn den Raum verlassen und die Türe hinter sich schließen. Bitte ihn, den nächsten Raum zu betreten, und lasse ihn immer dreimal die Formel »Hinter dieser Tür warten die Erfahrungen des dritten/vierten/fünften usw. Schwangerschaftsmonats auf mich!« laut oder leise zu sich selbst sagen, damit das Unterbewusstsein sich auf die Erfahrungen des jeweiligen Zeitraums einstellen kann.

Führe ihn dann in jeden Raum, lasse ihn den Raum beschreiben, ihn umgestalten und erneut beschreiben und abspeichern. Wenn das für alle neun Räume geschehen ist und der Meditierende aus dem neunten Raum herausgekommen ist und die Tür hinter sich geschlossen hat, lies weiter vor.)

Du stehst jetzt wieder in dem großen Raum vor den neun Türen. Jeder Raum ist von dir neu eingerichtet worden. Jeder Raum wird nun von einer neuen Energie erfüllt. Die Emotionen, die bislang in deinem Unterbewusst-

sein wirkten, können sich nun ebenfalls ändern und dein Leben auf neue Wege führen.

Verlasse nun das Haus, und schließe die Tür hinter dir. Gehe den weißen Weg entlang zurück zu dem Tor. Öffne es, gehe hindurch, und schließe es hinter dir. Gehe nun wieder über die Wiese zurück zu der Bank, wo immer noch deine Schuhe und Strümpfe liegen. Ziehe sie wieder an, und gehe noch ein Stück weiter in die Richtung, aus der du am Beginn dieser Reise kamst.

Nun komme langsam wieder zurück in deinen Körper, der hier sitzt (oder liegt). Bewege deine Finger und deine Zehen. Strecke dich ein bisschen, rekele dich, wenn es dir guttut. Spüre deinen Körper, spüre deinen Atem.

Sei ganz hier und jetzt gegenwärtig.

Eine lange Reise liegt hinter dir. Das Aussehen der Räume, die Bilder, die du in ihnen gesehen hast, stellten die Emotionen dar, die du bislang mit dieser Zeit verbunden hast. Sie waren direkte Spiegelungen der Emotionen und Gedanken deiner Mutter, wobei natürlich auch dein Vater Einfluss auf diese Emotionen hatte, wenn er zum Beispiel deiner Mutter in dieser Zeit Vorwürfe gemacht, mit ihr gestritten oder sie möglicherweise sogar verlassen hat.

Diese Emotionen hast du als Urzelle, als Embryo, als Fötus durch deine Mutter, zu der du naturgemäß eine unglaublich enge Bindung hattest, mitbekommen. Wie du über die Nabelschnur von deiner Mutter genährt wurdest, bist du auch energetisch genährt worden. Man kann das ganz simpel miteinander vergleichen: Wenn deine Mutter sich während der Schwangerschaft ausschließlich von Fast Food ernährt, wird dein Körper sich nicht gut entwickeln. Wenn deine Mutter sich während der Schwangerschaft ausschließlich Sorgen macht oder sich wünscht, sie wäre niemals schwanger geworden, wirst du emotional nicht gut versorgt.

All diese Emotionen und Gedanken lagern sich energetisch in dir ab und können dich dein Leben lang unbewusst begleiten.

Aus meiner Praxis kann ich dir dazu ein aufschlussreiches Beispiel erzählen: Vor einiger Zeit rief mich eine Frau an, die seit etlichen Jahren versuchte, mit ihrem Mann ein Kind zu bekommen. Sie hatten alles probiert, was die Schulmedizin hergab, aber nichts hatte den Kinderwunsch erfüllt. Wir vereinbarten einen Termin, weil sie nun bereit war, ihrem Problem auch mit schamanischen Methoden zu begegnen. Nach einem kurzen Vorgespräch machte ich eine schamanische Reise, um zu schauen, wo die Seele der Frau in der Vergangenheit verletzt worden war. Auf meiner Reise entdeckte ich ein Trauma, das entstanden war, als ihre Mutter im siebten Monat mit ihr schwanger gewesen war. Die Seele berichtete mir, dass die Gedanken der Mutter sich zu dieser Zeit stets darum gedreht hatten, dass sie ihre Freiheit durch die Schwangerschaft eingeschränkt sah. Diese Emotionen hatten bei meiner Klientin eine Blockade ausgelöst, die verhinderte, selbst jemals schwanger zu werden und die eigene Freiheit dadurch bedroht zu sehen.

Ich erinnerte die Frau an ihren Seelenplan, der beinhaltete, die Mutter von Zwillingen und einem weiteren Kind zu sein. Ihre Seele wollte ursprünglich die Erfahrung machen, drei Kinder zu haben.

Ich entfernte die energetischen Blockaden und verabschiedete die Frau, die versprach, mich über neue Entwicklungen in ihrem Leben zu informieren.

Dreizehn Monate vergingen, und als ich schon gar nicht mehr an die Frau gedacht hatte, stand sie plötzlich zusammen mit ihrem Mann und einem neugeborenen Zwillingspärchen vor meiner Tür. Ein schöneres Feedback hätte ich mir wohl kaum wünschen können!

Das Beispiel dieser Frau zeigt deutlich, welche Blockaden gewisse Emotionen in den einzelnen Schwangerschaftsmonaten entstehen lassen können. Die neue Situation der Schwangerschaft kann vielfältige emotionale Wirkungen haben, die im Embryo oder Fötus ihre Spuren hinterlassen.

Eine Schwangerschaft ist immer eine immens große Umstellung für eine Frau. Auch wenn die äußeren Umstände ideal sind, ist allein die hormonelle Veränderung eine wirkliche Herausforderung, die zu erheblichen Stimmungsschwankungen und somit emotionalem Ungleichgewicht führen kann. (Das Gleiche gilt für die erste Zeit nach der Geburt. Nicht wenige Frauen leiden an einer sogenannten Kindbettdepression, die ebenfalls hormonell bedingt ist und dem Kind nicht gerade Urvertrauen einflößt.)

Auch jedes Wunschkind kann somit durch die Mutter vermittelten Emotionen ausgesetzt sein, die es energetisch negativ beeinflussen. Hinter diesen Emotionen steht natürlich keine böse Absicht. Unsere Eltern haben ihr Bestes getan – eben genau das, was ihnen möglich war.

Und was die Hormone angeht, kann auch die unproblematischste Schwangerschaft ihre negativen energetischen Spuren hinterlassen. Aber vielleicht war die Schwangerschaft unserer Mutter auch von Erlebnissen, Sorgen oder Nöten überschattet, die sich energetisch in uns niedergeschlagen haben. Die Bilder, die du auf deiner Reise durch die einzelnen Räume der unterschiedlichen Schwangerschaftsmonate gesehen hast, haben dir vielleicht Aufschluss darüber gegeben, was deine Mutter emotional erlebt hat. Doch als du die Räume neu eingerichtet (und somit energetisch neu ausgerichtet) hast, ist dir bestimmt bewusst geworden, dass du nicht gezwungen bist, diese Emotionen weiter mit dir herumzutragen. Es sind nicht wirklich deine Emotionen gewesen. Du kannst sie hinter dir lassen und deinen Weg befreit fortsetzen.

Befreit bedeutet in diesem Zusammenhang, dass dein innerer Blick sich wieder auf deinen ursprünglichen Seelenplan richten kann, der dir durch das Herumschleppen alter Emotionen versperrt worden war.

Ich hoffe, dass deine Räume nun heller sind als zuvor und dass du dich in ihnen wohlfühlst. Genauso wohl kannst du dich in deinem Leben fühlen!

Ein paar Worte möchte ich noch zu etwaigen Zwillingen verlieren: Weltweit ist etwa jede 40. Geburt eine Zwillingsgeburt (jedoch unterliegt die Häufigkeit regional großen Unterschieden – in Deutschland ist es nur jede 60. bis 70. Geburt). Doch noch viel öfter findet eine Zwillingsbildung in den ersten 14 Tagen nach der Einnistung der Urzelle in die Gebärmutter statt, wobei dann ein Zwilling nach einer gewissen Zeit stirbt und abgestoßen wird, ohne dass es die Mutter überhaupt merkt. Diese Zahl ist ungefähr doppelt so hoch wie die der Zwillingsgeburten.

Auch wenn der vorgeburtliche Verlust eines Zwillings für die Schwangere meist nicht spürbar ist, hat er Folgen. Zum einen hat der überlebende Zwilling ein viel höheres Risiko, an einem Geburtsfehler zu leiden, wenn sein Bruder oder seine Schwester im Uterus gestorben ist. Zum anderen ist die energetische Auswirkung zu bedenken. Das Wort Zwilling bedeutet in etwa »wovon es ein Zweites gibt«. Das deutet schon die Nähe an, die Zwillinge zueinander haben. Stirbt ein Zwilling im Uterus, gibt es von dem, wovon es zuvor zwei gab, nun nur noch eins. Plötzlich ist also der verbleibende Zwilling allein. Sein Gegenüber, sein Spiegelbild ist fort.

Jeder kann sich wohl vorstellen, wie dies energetisch wirken kann.

Oft ist die Folge, dass diese Menschen sich über eine ihnen unerklärliche Einsamkeit (vor allem in der Kindheit) beklagen, obwohl sie von Familie und Freunden umgeben sind. Dieses Gefühl des Verlassenseins kann sich das ganze Leben über halten.

Wenn du also auf deiner Reise durch die ersten Räume einem anderen Menschen begegnet bist, so gehörst du wahrscheinlich zu denen, die ihren Zwilling in den ersten Wochen der Schwangerschaft ihrer Mutter verloren haben. Diese Begegnung kann eine große Chance sein, zu erkennen, woher das eigene Gefühl der Einsamkeit kommt – und dieses Erkennen bringt oft schon eine große Erleichterung und Besserung mit sich. Zudem kann diese Begegnung dazu dienen, sich bewusst verabschieden zu können, was ebenfalls die Emotionen klärt.

Auch hier möchte ich dir ein Erlebnis aus meiner Praxis berichten, das diese energetischen Bindungen und ihre Auflösung verdeutlicht:

Als Beate* bei mir erschien, war sie von einer tiefen Traurigkeit umgeben, hatte mit schweren Wertigkeitsproblemen und Schuldgefühlen zu kämpfen und war nicht einmal in der Lage, mir in die Augen zu sehen. Nachdem sie ein wenig »aufgetaut« war, berichtete sie mir von einem Gespräch mit ihrer Mutter, die ihr erzählt hatte, dass sie zu der Zeit, als sie mit ihr schwanger war, eigentlich Zwillinge erwartet hatte. Doch im dritten Monat ihrer Schwangerschaft war der eine Zwilling – ein Junge – überraschend gestorben und Beate war dann als einziges Kind geboren worden. Unterbewusst gab ihr die Mutter die Schuld am Tod ihres Zwillingsbruders, und auch der Vater zeigte seine Enttäuschung, da er sich immer einen Jungen gewünscht hatte. Beate entwickelte aus dieser Gesamtsituation heraus schwere Schuldgefühle und empfand sich stets als ungenügend, was noch stärker wurde, als ihre Mutter im Gespräch all diese Zusammenhänge offenbarte.

Beate selbst war nun seit vielen Jahren verheiratet und hätte selbst gern Kinder mit ihrem Mann gehabt, was bis dato jedoch nicht passiert war.

---

* Name geändert

Ich schaute mir also an, ob im Seelenplan überhaupt Kinder vorgesehen waren. Zu meiner und vor allem zu ihrer Freude zeigten sich deutlich die Linien für einen Jungen und ein Mädchen. Nachdem ich Beate genau erklärt hatte, was ein Seelenplan ist und dass vieles geschieht, weil die Seele sich diesen Schmerz ausgesucht hat, löste sich ihre Anspannung ein wenig. Ich sagte ihr, dass niemand Schuld habe, weder sie selbst noch ihre Eltern – vielmehr gehe es darum, dankbar zu sein für Erlebnisse und Möglichkeiten des Wachstums. In diesem Moment veränderte sich ihr Blick merklich, wurde klarer und aufmerksamer.

Nun begann ich eine schamanische Reise für sie, löschte die Blockaden, die sie im Bauch ihrer Mutter entwickelt hatte und die in ihren ersten sieben Lebensjahren auf so tragische Weise genährt worden waren. Ich konnte förmlich zusehen, wie sich bei ihr eine Veränderung in der Körperhaltung zeigte. Die Traurigkeit verschwand langsam wie eine dunkle Wolke, die vom Wind davongetragen wird.

Sechs Monate nach unserer Sitzung rief sie mich an und erzählte mir voller Freude, dass sie schwanger sei. Heute ist sie die glückliche und stolze Mutter eines gesunden Jungen.

Ich hoffe, dass du mit der vorherigen Reise gute Erfahrungen gemacht hast, deren positive energetische Wirkung dich von nun an begleiten wird.

Um alles zu festigen und zu verankern, werde ich dir im nächsten Kapitel noch ein paar Übungen vorschlagen. Du kannst sie für eine gewisse Zeit nach der Aufarbeitung regelmäßig durchführen, um deinen Prozess noch weiter zu verinnerlichen.

Neu ausgerichtet auf die Welt zugehen

Alle Emotionen, die dir mitgegeben wurden, als deine Eltern dich zeugten und dein Seelenstrahl hinzutrat, und alle Gedanken und Gefühle, die deine Mutter während ihrer Schwangerschaft mit dir hatte und die auf dich gewirkt haben, sind nun geklärt. Auch deinen kosmischen Eltern bist du begegnet und hast dich bereit erklärt, in Zukunft mehr auf dein Bauchgefühl zu hören, um dem Weg deines Seelenplanes zu folgen.

Gerade der Kontakt zu deinen kosmischen Eltern und dem von ihnen repräsentierten Bauchgefühl kann dir in der nächsten Zeit helfen, die neue Energie, die du nun verspürst, zu halten. Ich empfehle dir, folgende Übung die nächsten vier Wochen lang jeden Tag zu machen. Am besten immer morgens, bevor du deinen Tag beginnst.

Übung 8: Das Bauchgefühl stärken

Suche dir einen Ort, an dem du für eine Weile ungestört bist. Setze dich ganz bequem, aber aufrecht hin, und lege deine Hände auf dein Hara – zuerst die linke Hand und darauf die rechte Hand. Nimm nun ein paar tiefe und bewusste Atemzüge, und atme danach normal weiter.

Lasse den Atem kommen und gehen. Er geschieht ganz von allein. Beruhige deine Gedanken, lasse auch sie kommen und gehen wie den Atem. Spüre einfach weiter dem Atem nach, wie er durch deine Brust in deinen Bauch und in dein Hara fließt. Spüre, wie deine Hände sich mit deinem Bauch heben und senken.

Stelle dir jetzt vor, dass eine goldene, warme Lichtkugel dein Hara erfüllt. Ganz warm wird es unter deinen Händen, während du weiteratmest.

Sieh dabei zu, wie sich dieses Licht nun ausdehnt, immer größer wird und nach und nach deinen ganzen Körper erfüllt. Jede Zelle wird von dem Licht durchflutet.

Sitze ein paar Minuten mit diesem Gefühl, dieses Leuchtens deines ganzen Körpers bewusst, und atme weiter in dein Hara. Mache das, solange es sich gut für dich anfühlt.

Öffne dann langsam deine Augen, und beginne deinen Tag in der Sicherheit, deinem Bauchgefühl vertrauen zu können.

Mache diese Übung vier Wochen lang jeden Tag. Das stärkt die Verbindung zu deinem Bauchgefühl, sodass es dir auch im Alltag leichter fallen wird, es zu spüren – und vor allem, auf es zu hören. Vielleicht hast du danach auch Lust, diese kleine Meditation als tägliches Ritual beizubehalten, vielleicht möchtest du auch nur einmal in der Woche oder einmal im Monat auf diese Weise meditieren. Versuche auf jeden Fall, Kontakt mit deinen kosmischen Eltern zu halten und immer wieder in dein Hara hineinzuspüren.

Die nächste Übung betrifft noch konkreter deinen Seelenplan. Um sie durchzuführen, bedarf es einer großen Offenheit. Probiere sie einfach einmal, ohne viel darüber nachzudenken.

Übung 9: Die kosmischen Eltern besuchen und den Seelenplan annehmen

Bereite deine Meditation wie in der vorherigen Übung vor. Lege auch wieder deine Hände auf dein Hara, und atme ein paar Augenblicke ruhig und bewusst. Stelle dir nun vor, dass du dich in dem Wald befindest, in dem du schon zuvor deinen kosmischen Eltern begegnet bist. Wieder ist es dunkel, und wieder findest du wie von selbst den Weg zu ihrem Lagerfeuer.

Setze dich zu ihnen, blicke ihnen in die Augen, und frage sie ganz direkt: »Was kann ich heute tun, das meine Schritte auf den Weg meines Seelenplans lenkt?«

Sei dann einfach offen für die Antwort, die vielleicht in Worten, vielleicht auch in Bildern erfolgen wird.

Wenn du deine Antwort erhalten hast, bedanke und verabschiede dich.

Gehe zurück durch den Wald bis zum Ausgangspunkt dieser Reise, öffne deine Augen, und komme zurück in diese Welt.

Versuche, das Gehörte umzusetzen. Ganz sicher wird dir irgendetwas einfallen. Viel-

leicht ist es eine ganz konkrete Entscheidung, die du heute treffen musst, vielleicht ist es etwas, was du für dich tun solltest, um dich wohlzufühlen, vielleicht ist es etwas Kreatives, das du in die Welt bringen sollst. Lasse dich von dir selbst und deinem Seelenplan überraschen.

Die seelenschamanische Arbeit ist wichtig, und sie liegt mir sehr am Herzen. Ihre transformative Kraft ist enorm. Dennoch bedarf es immer der Mitwirkung des Klienten – oder, im Fall dieses Buches, deiner Bereitschaft, offen zu sein und das Erfahrene auch in den Alltag zu integrieren. Wenn du immer wieder Kontakt mit deinem Bauchgefühl aufnimmst, weil du weißt, dass du in ihm den besten »Wegweiser« für deinen ursprünglichen Seelenplan zur Verfügung hast, aber dann nicht dementsprechend handelst, wird die Energie dieser Arbeit auf Dauer versickern.

Denke bitte immer daran, dass wir in dieser Welt aktiv handelnde Seelen sind, die eine menschliche Erfahrung machen und daran wachsen wollen.

Schamanische Arbeit ist eine wundervolle Sache, aber wir sollten das, was wir lernen, auch umsetzen!

Schlusswort

Ich hoffe, dieses Buch und die darin enthaltenen Übungen konnten dich neu mit dir selbst und deiner Gefühlswelt verbinden. Emotionale Verletzungen, die uns als Urzelle, Embryo und Fötus zugefügt wurden, lassen sich zwar nicht ungeschehen machen, unsere Bindung an diese Emotionen lässt sich aber sehr wohl auflösen, wie du erfahren hast.

Wenn du alle Übungen in diesem Buch gemacht hast, dich auf sie eingelassen hast und somit die Energien der Urzelle, deiner kosmischen Eltern und der Erfahrungen der neun Schwangerschaftsmonate neu ausgerichtet hast, bist du einen großen Schritt weiter in deine Mitte gekommen.

Und das ist letztlich das Ziel all meiner Arbeit und der Arbeit aller Schamanen auf dieser Welt: Menschen zurück in ihre Mitte zu bringen!

Nur, wenn wir in unserer Mitte sind, wenn wir ganz wir selbst sein können und auf völlig natürliche Weise unserem Seelenplan folgen, können wir auf Dauer glücklich sein und dieser Welt etwas wahrhaft Gutes schenken. Dieses Gute ist das Licht in unserem Innersten, ein Licht, das aus uns herausstrahlen und die Welt ein bisschen besser machen kann.

Ich wünsche euch allen, dass ihr euer Licht selbst wertschätzt und mit denen teilt, die dies ebenfalls tun!

Über den Autor

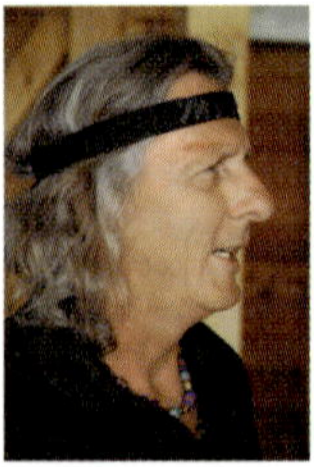

Reinhard Stengel, der »Rainbowman«, war lange im Management tätig. 1986 hatte er erste Kontakte zum Schamanismus, er entschied sich aber erst 2004, seinen Beruf aufzugeben und als Heiler und Schamane zu wirken. Heute ist er erfolgreicher Vortragsredner und Trainer, der deutschlandweit die Säle füllt. Seine Erfolge in der Behandlung psychischer und physischer Störungen sprechen für ihn.

Weitere Informationen findest du unter:
www.rainbow-rs.de

Die Meditationen auf CD

Die wichtigsten Meditationen aus diesem Buch sind auch auf CD erschienen. So wird es Ihnen noch leichter fallen, Ihre Schwangerschaft aufzuarbeiten.

Übungen 1–4:

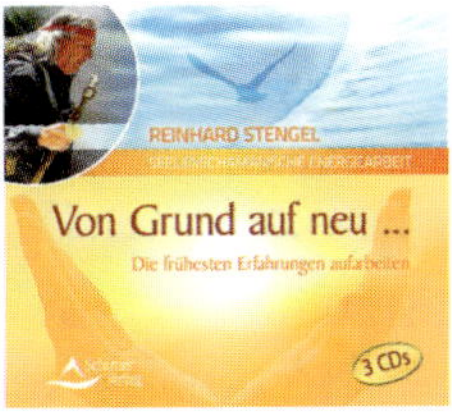

Von Grund auf neu ...
Die frühesten Erfahrungen aufarbeiten

Digipak, 3 CDs, ca. 137 Min.
ISBN 978-3-8434-8307-0

Übung 7:

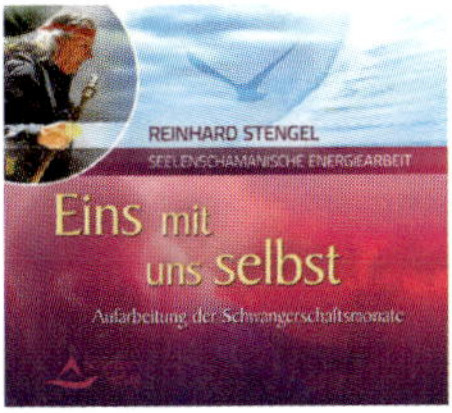

Eins mit uns selbst
Aufarbeitung der Schwangerschaftsmonate

Digipak, 1 CD, ca. 61 Min.
ISBN 978-3-8434-8308-7

Außerdem von Reinhard Stengel im Schirner Verlag erschienen:

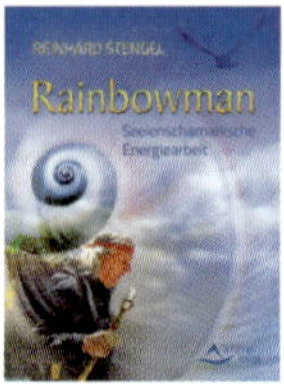

Reinhard Stengel
Rainbowman
Seelenschamanische Energiearbeit
152 Seiten
ISBN: 978-3-8434-1042-7

Durch die Begegnung mit einem Schamanen in einem Indianerreservat lernte Reinhard Stengel, die Begabungen, die er seit seiner Kindheit hatte, zu verstehen. In seiner einfühlsamen wie humorvollen Art lässt der »Rainbowman« Sie an seinem tiefen Wissen über Seelenpläne, Krafttiere, Organsprache, Akasha-Chronik, Chakrenheilung und vieles andere teilhaben.

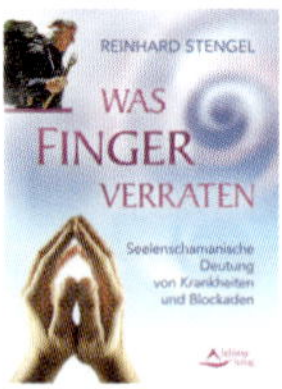

Reinhard Stengel
Was Finger verraten
Seelenschamanische Deutung von Krankheiten und Blockaden
160 Seiten
ISBN: 978-3-8434-1115-8

Die Form unserer Hände und Finger zeigt uns, wo mentale Blockaden sitzen und wo sie herrühren. Unsere Seele signalisiert uns, was wir in unserem Leben annehmen und was wir verändern dürfen, um unseren Weg ohne Hindernisse zu gehen. Einfache Erklärungen und anschauliche Grafiken lassen Sie alte Verletzungen, Blockaden oder Themen lösen.

Die Reihe »Seelenschamanische Energiearbeit«

Die von Reinhard Stengel entwickelte Ausbildung in Seelenschamanismus ist in 12 Module unterteilt, die jetzt einzeln in Buchform verfügbar gemacht werden und auch eigenständig anwendbar sind.

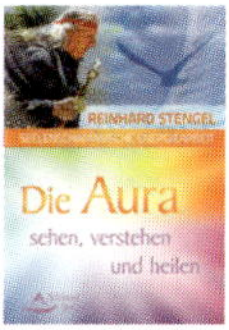

Reinhard Stengel
Die Aura sehen, verstehen und heilen
96 Seiten
ISBN: 978-3-8434-5072-0

Einfache schamanische Übungen lassen jeden rasch die Aura fühlen und sehen. Dank klarer Informationen zur Deutung kann die Aura ausgeglichen und so Heilung angeregt werden.

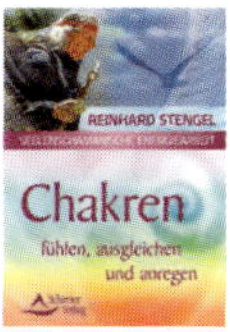

Reinhard Stengel
Chakren fühlen, ausgleichen und anregen
96 Seiten
ISBN: 978-3-8434-5063-8

Die Chakren wahrzunehmen und zu erkennen, wo Störungen vorliegen, ist eine zentrale Diagnosetechnik in der energetischen Medizin. Erfahren Sie hier alles Wichtige über die einzelnen Chakren, welche Blockade sich wie auswirkt und wie sie behandelt werden kann.

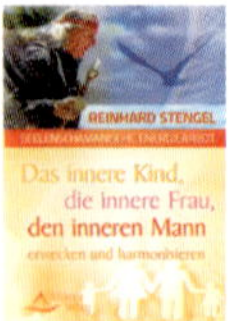

Reinhard Stengel
Das innere Kind, die innere Frau,
den inneren Mann erwecken und harmonisieren
96 Seiten
ISBN: 978-3-8434-5090-4

Oftmals haben wir in der Kindheit unterbewusst gelernt, bestimmte Anteile unseres Wesens zu unterdrücken. Doch ihre wahre Stärke entwickeln unsere weiblichen, männlichen und kindlichen Aspekte erst im Zusammenspiel.

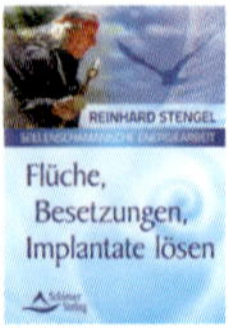

Reinhard Stengel
Flüche, Besetzungen, Implantate lösen
96 Seiten
ISBN: 978-3-8434-5064-5

Erfahren Sie, was Flüche, Besetzungen, Implantate und Versprechen eigentlich sind, wo sie herkommen, wie sie energetisch wirken und wie Sie sie wieder lösen, um befreit das Leben genießen zu können.

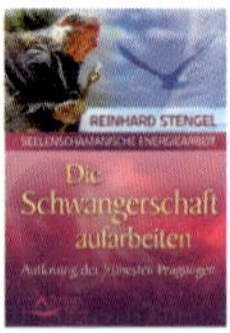

Reinhard Stengel
Die Schwangerschaft aufarbeiten
96 Seiten
ISBN: 978-3-8434-5091-1

Schon während der Zeit im Mutterleib können zahlreiche Prägungen entstehen, die sich im Erwachsenenalter als Blockaden bemerkbar machen. Erfahren Sie, wie diese Muster angeschaut und Schritt für Schritt gelöst werden.

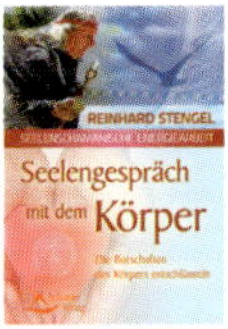

Reinhard Stengel
Seelengespräch mit dem Körper
96 Seiten
ISBN: 978-3-8434-5095-9

Wenn wir lernen, unserem Körper zuzuhören und seine Botschaften zu verstehen, können wir die seelischen Hintergründe von physischen Leiden erkennen und Impulse zur Heilung und Gesunderhaltung geben.

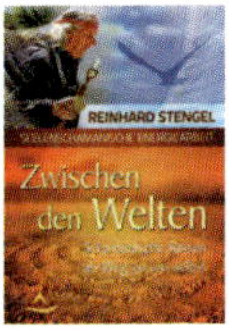

Reinhard Stengel
Zwischen den Welten
96 Seiten
ISBN: 978-3-8434-5096-6

Begeben Sie sich auf eine eindrucksvolle Reise in die Anderswelt, und treffen Sie dort Ihr Krafttier und Ihren geistigen Führer, die Ihnen Impulse für Ihren spirituellen Weg geben.

Von Reinhard Stengel gesprochene Meditations-CDs

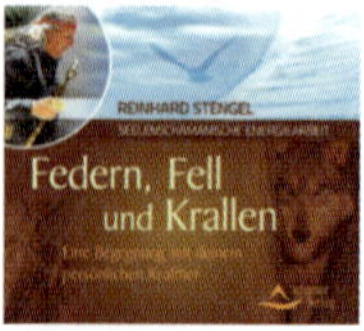

Federn, Fell und Krallen
Eine Begegnung mit deinem persönlichen Krafttier
ca. 42 Min.
ISBN: 978-3-8434-8277-6

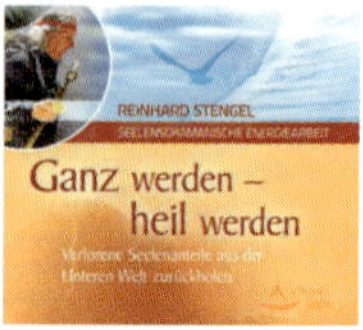

Ganz werden – heil werden
Verlorene Seelenanteile aus der Unteren Welt zurückholen
ca. 41 Min.
ISBN: 978-3-8434-8278-3

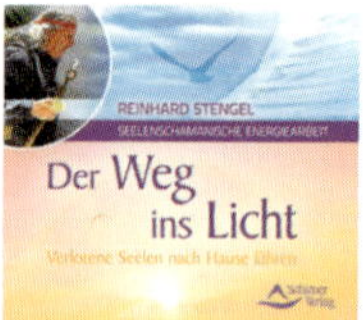

Der Weg ins Licht
Verlorene Seelen nach Hause führen
ca. 41 Min.
ISBN: 978-3-8434-8279-0

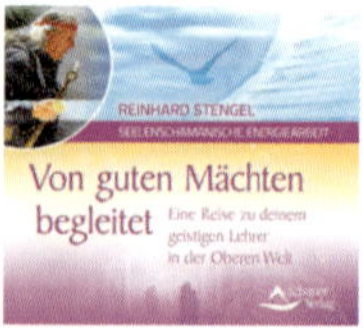

Von guten Mächten begleitet
Eine Reise zu deinem geistigen Lehrer in der Oberen Welt
ca. 40 Min.
ISBN: 978-3-8434-8280-6

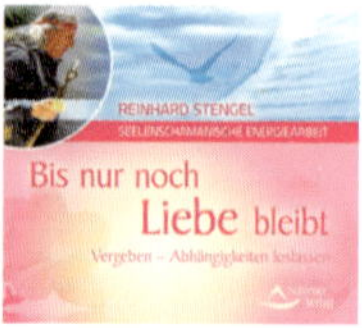

Bis nur noch Liebe bleibt
Vergeben – Abhängigkeiten loslassen
ca. 32 Min.
ISBN: 978-3-8434-8281-3